DÉJALO IR

Dejando al lado las emociones difíciles

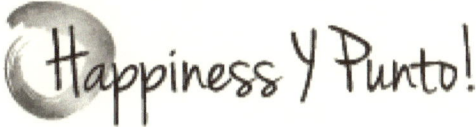

ISBN 978-1-365-20024-3

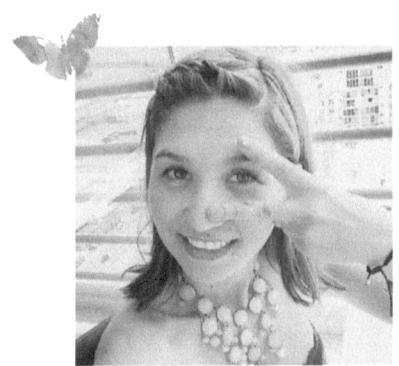

¡GRACIAS POR TU COMPRA Y TU APOYO!

Gracias a personas como tú, puedo hacer mi sueño realidad compartiendo felicidad y enseñando a otros a disfrutar las pequeñas alegrías de la vida.

TABLA DE CONTENIDOS

"Si dejas ir un poco, tendrás un poco de paz.

Si dejas ir mucho, tendrás un montón de paz".

– Ajahn Chah

INTRODUCCIÓN

Al crecer, a menudo me sentia abrumada emocionalmente, recuerdo que lloraba mucho y solian decir que yo era demaciado sensible. Fue muy claro para mí desde pequeña que ser sensible era una emoción signo de debilidad, pero por mas que traté, no podía escapar de sentirme asi.

Mi familia solia cantarme la sigiente canción en el tono de la canción de "El Rey" música de Vicente Fernandez.

Me preguntaban: Alex, que hiciste en estas vacaciones?

Y la familia respondia: "llorar y llorar, llorar y llorar"

Siempre creí que desde pequeña ser emocional era una señal de debilidad, pero por más que trataba de escaper la sensación y de ser "fuerte" era algo difícil de controlar.

creía que había algo malo en mí para tener tantos "sentimientos" y ser tan emocional me hacia ser una persona debil y frágil—y por consiguiente me sentia mal conmigo misma por no poder cambiar.

A medida que pasaron los años y la vida se volvió más difícil y más compleja, los sentimientos de "super-sensibilidad" no se eliminaro, al contrario, estaban presents mas a menudo. En la casa explotaba con rabia, con los novios resentia su maltrato, pero tampoco era capaz de alejarme de esa situación, tenia mucho resentimiento.

Mas adelante, en el trabajo, batallaba con detener las lagrimas en frente de mi jefa la posibilidad de la critica, batallaba las lagrimas hasta cuando veia las peliculas y propagandas era muy sensible.

No solamente me acompaña la sensibilidad, pero además esta llegaba acompañado de sus dos complices. ansiedad y depresión.

Con tantas emociones reprimidas bajo capas de miedo y vergüenza, las tapaba como mas pudiera para que nadie se diera cuenta como me sentía realmente por dentro.

A menudo estallaba con ataque de hysteria y llanto y estallaba con algún familiar, amigo o novio indefenso una dramática historia de angustia y desesperación, era como la erupción de un volcan, con palabras tan hierientes como lava ardiente. Sentia como si mi yo interior me abandonaba y éste gran monstruo tomaba mi lugar y no lo podia controlar.

No tenía las herramientas para manejar mis emociones, así que mi mecanismo de supervivencia era EVITAR, ¡Salir corriendo! Evitar las peleas, evitar las confrontaciones. No podía estar segura que algo no activaría algún sentimiento de ansiedad o dolor, o de que llegaría a perder el control, avergonzarme a mí misma y herir a los demás con mis reacciones.

Esta tendencia de perder el control de mis emociones me llevó a temer situaciones sociales, y confrontaciones. Sabía que no era la mejor forma de manejar los problemas, y hasta llegue a hacer esta técnica de "evitar" automáticamente y sin darme cuenta. Lo hacía ya como segunda naturaleza.

Aquellos que no saben que es afrontar este sentimiento, suelen decir, ya "Déjalo ir"

No te tienes que poner así…. Déjalo ir, No seas tan sensible…. Déjalo ir, no llores enfrente de tu jefa…. Déjalo ir, no te sientas atacada…. Déjalo ir… en fin, pero:

- ¿Cómo dejo ir la rabia que siento conmigo misma por el espectáculo que hice al ponerme brava gritando e hiriendo a mis seres queridos? ¿Cómo dejo ir la vergüenza?

- ¿Cómo dejo el sentimiento de resentimiento hacia mí misma, al sentir que no puedo controlarme?

- ¿Cómo no me preocupo que esto? ¿Será la última vez? ¿Y si me pasa de nuevo? ¿Y si me enfado y reacciono incorrectamente? ¿Y si me dan ganas de llorar? Oh.. ya siento el hormigueo en las manos al sentir la ansiedad que viene con el sentido de preocupación al crear los escenarios de "y-que-pasara-si…" y llega la preocupación.

- ¿Y cómo dejo de lado la decepción conmigo misma cuando uno intenta hacer el mejor esfuerzo para "dejarlo ir " y continuamente se falla a pesar de la continua lucha para lograrlo?

¿De verdad? ¿Dejarlo ir? ¡Ojala fuera así de fácil! Como si fuera simple agarrar esos sentimientos, ponerlos todos en una cajita, amarrarla con una piedra y lanzarla bien lejos al fondo del mal y "Dejarlo ir".

Pero no fue sino hasta los 24 años de edad que tuve que enfrentar un divorcio que empecé a comprender que "déjalo ir" es en realidad un consejo útil. No te creas, no fue una comprensión momentaria, fue un largo proceso, y me hubiera gustado que alguien me dijera el atajo de cómo llegar a él.

"Déjalo ir" es un concepto abstracto y decir solo esas dos palabras no era suficiente para entenderlo y aplicarlo. Lo que quería es que alguien me dijera en ese entonces cómo aplicar el "dejarlo ir". Cuál era el paso a paso a seguir.

No puedo evitar ser emocionalmente sensible y de haber aprovechado mi sensibilidad para crear este blog. Aprendido a usar diferentes herramientas para ayudar a controlar la ira, el resentimiento, la frustración, la ansiedad y la auto-critica.

Ahora sé que no necesito ser un prisionero dentro de mi propia mente, puedo elegir no mantenerme miserable y aplicar lo que he aprendí, puedo "dejarlo ir".

QUE ENCONTRARÁS EN ESTE LIBRO

En éste libro, Déjalo ir – Dejando a un lado las emociones difíciles vas a encontrar 5 secciones, una sección para cada emoción.

Descubrirás algunas pautas de cómo puedes "dejar ir" estos sentimientos, regresar al presente, encontrar una sensación de paz y sentir que tienes el control de tus sentimientos.

Los 5 sentimientos que aprenderás a dejar ir son:

- La ira
- El resentimiento
- La frustración
- La ansiedad
- El auto-juicio

La realidad es que todos tenemos pensamientos inaceptables de vez en cuando – y estas 5 emociones son una reacción emocional perfectamente sana y normal ante ciertas situaciones, siempre y cuando esta ira no te convierta en una mala persona y no afecte a ninguna otra persona. El problema, es que la realidad no es así. Nos guardamos cosas que a la larga nos causa más daño a nosotros.

Entonces, si sabemos que estas emociones nos causan daño

¿Por qué razón tendemos a reprimirlas o dejarnos llevar por ellas?

Muchas veces la razón es porque hay un temor subyacente, el miedo a sentirse rechazado o sentirse abandonado. Y este miedo, aunque no lo tengas presente, está dentro de todos nosotros.

Este miedo impide expresar lo que realmente sentimos en lo más profundo de nosotros. Estos sentimientos nos mantienen atrapados en un patrón de represión; un ciclo que no es bueno para la salud emocional y que nos llega a afectar la salud física. Un ciclo que debemos aprender a dejar ir.

LA REPRESIÓN ES VENENO

Las emociones reprimidas en algunos casos son saludables. La represión es un mecanismo de defensa que ayuda a la mente a hacer frente a los pensamientos y eventos traumáticos al evitarlos y ocultarlos, ya sea un traumático accidente o una situación de ese estilo. Este mecanismo actúa con sutiles banderillas rojas para que tu sistema pueda funcionar correctamente.

El problema es cuando reprimimos sentimientos que por naturaleza no son algo que debemos reprimir, esto puede causar problemas. Si no los observamos y los tratamos en su momento, de una forma u otra se manifestaran.

Según estudios científicos se ha demostrado la conexión entre reprimir estos sentimientos y tener problemas de salud. No estoy diciendo que cada una de estas cosas te va a pasar si no tratas tus sentimientos. Pero son buenos los estudios que se han hecho.

LAS MIGRAÑAS

Investigadores de la Universidad de St. Louis han demostrado que las personas que almacenan sus molestias pueden ser más propensos a sufrir de dolores de cabeza crónicos.

FATIGA

El psicólogo John Bradshaw dice que reprimir las emociones es como sostener una pelota de playa bajo el agua. Se requiere de un esfuerzo para mantener el balón bajo el agua, ya que continuamente este quiere subir. Del mismo modo, las emociones quieren salir a la superficie para ser liberadas. Se requiere energía física para mantenerlas reprimidas. Es necesario que físicamente tu cuerpo mantenga los músculos apretados con el fin de detener el flujo emocional. Esto es agotador, y causa fatiga.

ELEVACIÓN DE LA PRESÍON ARTERIAL

En un estudio de casi 13.000 participantes se descubrió que los sujetos con niveles de ira más altos en comparación con los sujetos con niveles más bajos de la ira tenían el <u>dos veces más riesgo</u> de enfermedad arterial coronaria y <u>tres veces más el riesgo</u> de un ataque al corazón.

Hay más estudios con descubrimientos como estos que conllevan al cáncer y a la muerte. Pero creo que entiendes mi punto. Es peligroso tener estos sentimientos reprimidos y debemos dejarlos ir.

La ira puede aparecer de repente o acumularse en los últimos años. Pero una cosa es segura, la ira es una fuerza poderosa

LA IRA

LA IRA NOS CONSUME ASÍ QUE DÉJALA IR

Cuando era más joven y estaba empezando a tener novios, recuerdo que trataba de no tener peleas. Esto significaba que cuando otras chicas lo llamaban y él me decía mentiras para salir, yo prefería quedarme callada que enfrentar la situación. La falta de respeto y el abuso emocional que esto causaba, y el miedo a perder la relación era más grande que el respeto hacia mí misma.

Pretendía que no me afectaba, y por dentro me hervía la sangre de la ira. Todo me lo guardaba y trataba de no confrontarlo. ¿Pero qué pasaba? Siempre llegaba un punto en la relación que ya mi propio espíritu no podía guardar más la ira dentro de mí y ¡BUM! Tercera guerra mundial con explosiones por todas partes.

Explotaba de la ira con ese último conflicto y "vomitaba" palabras de todas las cosas que me había hecho y como me había sentido. Pero como estas situaciones habían pasado hace tiempo atrás, ya era muy tarde para arreglarlas y terminábamos la relación sin resolver las cosas.

Si claro, no me lo merecía, estaba mejor sin él, etc... etc... etc... Sin embargo, el problema es que me quedaba con el veneno. La rabia se había transformado en veneno, se había quedado dentro de mí, recorría mi sangre.

APRENDIENDO A DEJAR LA IRA

Tal vez te sientas relacionado con mi historia. Tal vez tu situación no es con relaciones de pareja sino con tu jefe, tu madre, tus hijos. Todos sentimos ira. ¿Has podido identificar qué cosas en tu vida te causan ira y tal vez las reprimes? Muchos de nosotros tenemos ira reprimida de situaciones que ocurrieron hace bastante años, algunas que tal vez están tan escondidas en el subconsciente y no recordamos que las estamos reprimiendo. O tal vez tu problema es tener poca paciencia y vives poniéndote bravo y tu sangre vibra con ira.

De igual forma, debemos investigar la causa real de por qué sentimos ira. La ira es una reacción a un sentimiento. En mi caso, era el miedo a la soledad, el miedo al rechazo. Tomate tu tiempo y trata de analizar cuál es tu causa.

La siguiente técnica se centra en poder tomar el control de la ira para así convertirla en algo útil, y podemos utilizarla para mejorar nuestras relaciones, nuestra vida, y sanarnos a nosotros mismos. De esta manera, nuestra ira puede trabajar para nosotros y no contra nosotros.

ENCONTRANDO EL CENTRO

Si quieres un poco de ayuda para llegar al fondo de tu ira, trata de hacer el siguiente ejercicio respondiendo estas preguntas. Primero pregúntate qué es lo que te da ira, y luego responde por qué una y otra vez. Como una cebolla pelando cada capa hasta llegar al centro.

¿Qué   me   causa   ira?
_____

¿Por qué? _____

¿Por qué? _____

¿Por qué? _____

¿Por qué? _____

Ejemplo:

¿Qué me da ira? me da ira que mi padre abra mi correo

¿Por qué? Porque siento que no respeta mi privacidad

¿Por qué? Porque no confía en mi habilidad de manejar el dinero

¿Por qué? Porque cuando pequeña me iba mal con las matemáticas

¿Por qué? Porque tenía dislexia y confundía los números

¿Por qué? Porque así nací, y siento que hay algo mal en mí

¡Aja! ¡Eso es! No tiene nada que ver con mi padre y su acción, sino lo que ese acto que él hace significa para mí y cómo me hace sentir. Es una ira conmigo misma.

Cuando nos enfrentamos a la ira y trabajamos con ella para identificar las capas que están causando estas reacciones de protección, no sólo podemos sanarnos a través del proceso, sino que también podemos sanar las relaciones que más nos importan, la relación con nosotros mismos y las relaciones con los demás.

Si este ejercicio no te lleva al centro del porqué, puedes hacer el segundo ejercicio a continuación, el proceso es un poco más largo pero ofrece beneficios increíbles.

Para que funcione cualquiera de estos ejercicios debes de hacerlo en papel y no en la mente. Hay algo mágico cuando escribimos que nos permite acceder a partes del cerebro y el subconsciente donde solo pensando no podríamos llegar a acceder.

No tratar los sentimientos experimentados en el inconsciente como la ira, el dolor emocional y la tristeza, hace que estos se queden contigo toda tu vida– son permanentes. Es por eso que el diálogo interno se convierte en una parte integral de este proceso se sanación.

ESCRIBIR PARA SANAR

Una de mis herramientas de sanación favorita es usando el poder de la escritura, el poder de llevar un diario. Es una técnica muy útil para sanar heridas del pasado y a mí me ha funcionado muy bien.

Llevar un diario es una herramienta fundamental que te ayudará a recordar y acceder al subconsciente para así ayudarte a descubrir e identificar mejor las diferentes situaciones y problemas que te hayan llevado a tener ira reprimida. Será una ayuda para sanar y liberar el dolor emocional. Te ayudará a entenderte a ti mismo y encontrar patrones de situaciones que te han llevado a la ira. Así podrás identificar los patrones antes de que sucedan y podrás reaccionar ante ellos antes de que la ira explote.

Lo que me gusta de este proceso es que es un ejercicio que permite expresar cómo te sientes y te ayuda a llegar a la raíz del problema. Para mí, la escritura se siente como un ejercicio "seguro", ya que puedo expresarme libremente sobre cómo otras personas me hicieron sentir y ser honesta con mis pensamientos y sentimientos sobre la situación. Tengo el poder de expresarme sobre las otras personas y no tener miedo a la crítica, juicio y no arriesgarme a herir los sentimientos de alguien.

Después de todo, la razón por la que yo tiendo a reprimir la ira es para evitar la confrontación, evitar el juicio, la crítica y la posibilidad de herir a otros al expresarme con realmente me siento.

Para empezar a escribir en un diario necesitas lo siguiente:

- Un lápiz o pluma para escribir

- Un cuaderno o papel en donde escribir

  Yo uso un cuaderno destinado para mis pensamientos, pero tú puedes usar hojas de papel sueltas si luego quieres quemarlas, romperlas o desaparecerlas al terminar.

- Tiempo a solas

  Es importante que te sientas en un lugar donde te puedas relajar y dejar que tus pensamientos fluyan. Un lugar donde si lloras o gritas lo puedas hacer libremente, sin miedo a las críticas de otros.

- Una taza de té (opcional)

- Una almohada (Confía en mí, porque la vas a necesitar)

¿QUE SUCEDIÓ?

Empieza a escribir y sumérgete en tu memoria. Escribe acerca de la situación sobre la que te sentiste lastimado, violado, traicionado, ignorado, engañado, e irrespetado. Deja fuera cualquier sentimiento de ser juzgado, el miedo y sentimientos de poco aprecio.

Tu situación, tal vez, es una que nunca tuvo su cierre y ahora ya es demasiado tarde. Tal vez ni siquiera sabes en dónde está esa persona, o ni siquiera te importa, pero el dolor y la ira de la situación siguen contigo a pesar de que los años sigan pasando.

¿QUIÉN LO HIZO?

Describe todas las personas que estaban involucradas. Cómo lo hicieron, que papel tuvieron en la situación, cómo te sentiste hacia cada uno de ellos. Escribe tanto como sea posible, trata de recordar lo que más puedas. Sé lo más específico que puedas.

No te preocupes por tener buena letra y una ortografía perfecta, o dónde los puntos y comas deben de estar. ¡Olvídalo! Simplemente escribe y deja que tu pluma o lápiz escriba todo lo que está atrapado en el subconsciente.

No te preocupes si te siente como si te estás tardando mucho al escribir. Si estás gastando muchas hojas, si estás poniendo demasiados detalles. Si sientes que estás repitiendo una y otra vez cómo te sientes; si pareces un disco rayado. No te juzgues, no te limites, simplemente déjate llevar. Deja que todo salga tal y como quiere salir de tu memoria al papel.

LIBERA AL LEÓN

Ahora, vamos a dar un paso más allá. Cuando escavamos y encontramos las causas reales de la situación es que podremos empezar la sanación. Aquí es donde descubrirás tus verdaderos miedos y los problemas más profundos que te hicieron reaccionar con ira.

Escribe los hechos de la situación y quién estuvo involucrado. Ahora vamos a llegar al meollo de la situación donde actuaste con ira a un nivel más profundo.

Debes entender que el evento en sí no es la causa de tu ira. La causa de tu enojo es la historia sobre ella– el significado que tú le pusiste al evento y lo que esto significó para ti. ¿Recuerdas mi ejemplo en el ejercicio del Por qué? Mi problema no era que mi padre me abría el correo, si no la historia y el significado que yo le puse.

Para llegar a la verdadera causa, analiza y responde las siguientes preguntas.

- ¿Qué historia has estado diciéndote a ti mismo sobre el evento que te molesta?

- ¿Qué perdiste en el evento? (¿Dignidad? ¿Confianza?)

- ¿Esto qué obstáculos puso en tu camino hacia metas futuras?

- ¿Te enojaste contigo mismo? ¿Por qué?

- ¿Cuáles son las creencias y suposiciones que esperabas de otros?

Ten claridad sobre qué y por qué exactamente te ha estado afectando. Reconoce qué partes de esta historia son los hechos y qué partes son las suposiciones, interpretaciones y conclusiones que has creado.

Ahora revisa, vuelve a leer tu escrito y con marcadores de diferente color, selecciona qué partes de la historia son los hechos. Luego en otro color, selecciona cuáles son las suposiciones e interpretaciones, y por último las conclusiones.

LIBERA TODA LA ENERGÍA SOBRANTE

La primera reacción de la ira es atacar como forma de protección. Como lo más probable es que al terminar de escribir no saliste corriendo a atacar a la persona o personas que describiste en la situación. Lo más probable es que tu cuerpo todavía no haya eliminado toda la ira que ha cargado por años y esta puede todavía estar acumulándose en tu interior.

Así que vamos a liberar toda esa energía acumulada. ¡Vamos a atacar a la almohada! Es tiempo de descargarte y dale un par de golpes y arrojadas por las escaleras, descarga toda la energía restante en esta pobre e indefensa almohada. No te preocupes, la almohada entenderá que es por una buena causa, y que lo haces porque este es tu ejercicio de sanación.

TIEMPO DE CUIDARTE A TI MISMO

Es tiempo del cuidado personal. Volveremos a entrenar nuestro cerebro para pensar de forma diferente. Crearemos nuevas conexiones neuronales en el cerebro y así también tendremos nuevos hábitos y nuevas formas saludables de pensar.

Es bastante probable que sientas algún enojo contigo mismo por permitir que esto te sucediera y te afectara por tantos años. Si esto es cierto, no te culpes. Este es un momento para pensar sobre el futuro y tu salud.

Mirar atrás y pensar en qué hubieras podido hacer y no hiciste, no te va a ayudar en nada. Sal a caminar solo o date un baño de agua caliente. Aprovecha este momento para empezar a perdonarte a ti mismo. Date tu tiempo con este paso. Tal vez, ya te estás empezando a sentir mejor.

Crea una sensación de confianza, amor y compasión a tu alrededor. Si lo haces, vas a estar en contacto con el lado más suave de tí. El lado que sólo tú puedes amar y perdonar. Se trata de un acto de cuidado personal, lo haces por ti mismo, por tu tranquilidad y por tu salud; así te sentirás mejor.

CREA UN NUEVO ACUERDO

Echa un vistazo a los ejercicios que hiciste y lo que descubriste. ¿Cómo podrías manejar mejor este tipo de situaciones en un futuro para evitar que el veneno se quede dentro de ti? ¿Cuáles fueron las lecciones que aprendiste?

Entra en la versión más potente de ti. Hazte una promesa a ti mismo, que esto nunca te vuelva a suceder. Tú tienes el poder de cambiar en cualquier momento tu vida. Puedes cambiarte a ti mismo, lo que atraes, y hasta las energías a tu alrededor. Tú tiene el derecho de utilizar palabras como: para, no, sí, no lo acepto.

Ahora es el momento en el que puedes ser proactivo. Así que toma la responsabilidad de tu vida.

- Crea nuevas condiciones para hacerle frente a situaciones similares. Establece límites emocionales y físicos.

- Haz nuevos acuerdos contigo mismo.

- Imagínate viviendo entorno a estos nuevos acuerdos.

Mantén sólo la página con tus nuevos acuerdos. Puedes eliminar el resto quemándolo, triturándolo o si tú quieres, puedes guardarlo también para que en un futuro puedas estudiar tu proceso de sanación.

"El resentimiento es como tomar veneno y esperar que el otro muera".

EL RESENTIMIENTO

EL RESENTIMIENTO ES SENTIR UNA Y OTRA VEZ EL ENOJO QUE VIVIMOS EN EL PASADO, ASÍ QUE DÉJALO IR.

Te preguntarás cuál es la diferencia entre el resentimiento y la rabia. ¿Tienen diferencia? El resentimiento es una mezcla de decepción, ira y miedo. A medida que las sorpresas de la injusticia se vuelven menos frecuentes, también lo hace la ira, y el miedo se desvanece –dejando simplemente el sentimiento de decepción. Como cuando tienes un vaso con agua y sal, y ya sé que esta emoción es más predominante.

Durante mucho tiempo sentí resentimiento hacia una persona, alguien que constantemente no cumplía con mis expectativas de lo que esta persona debía ser y hacer. Al mismo tiempo, también resentí de muchas personas que yo pensé que pudieron haberme ayudado en una situación difícil y no lo hicieron. Tal vez ahora que lo pienso mi expectativa era que ellos debían venir y rescatarme, o unirse a mi dolor y odiar a esa persona junto a mí. Pero, más allá de esto, lo que descubrí era que yo misma sentía que estaba estancada, sola con un sentimiento que me tenía atrapada y no me dejaba seguir con mi vida. Había escogido darle mi poder a los demás durante un largo tiempo.

Todos tenemos una historia sobre el resentimiento. Tu situación puede ser diferente a la mía pero lo cierto es que talvez lo que tenemos en común, es que el tiempo ha pasado, la situación ya ha pasado, pero nos hemos quedado con el resentimiento sobre ella.

Te comparto algunos casos donde hay resentimiento de por medio que debemos aprender a dejar ir.

◊　Hay personas que me ponen de mal humor con sólo verlas o pensar en ellas.

◊　La gente que es demasiado amable siempre busca obtener algo.

◊　Hay cosas de mi pasado que no puedo olvidar.

◊　Pienso que tengo mala suerte.

◊　Me pongo de mal humor con facilidad y me cuesta mucho perdonar.

◊　Tiendo a pensar mucho en lo que me molesta o me lastima.

◊　Si alguien me hizo daño, lo critico con otras personas para que quede mal.

◊　Muchas veces, cuando discuto con alguien, le recuerdo lo que ha hecho mal en el pasado.

◊　Cuando un amigo o familiar me falla, le recuerdo que yo sí lo he ayudado, cuando él lo ha necesitado.

◊　Puedo perdonar a alguien que me lastimó, pero nunca voy a olvidar lo que me hizo.

◊　Cuando alguien me lastima me dan ganas de vengarme.

APRENDIENDO A DEJAR EL RESENTIMIENTO

Para eliminar el resentimiento primero hay que reconocerlo. Tienes que aceptar tu responsabilidad ante él, y por último, siendo proactivo en tu respuesta ante él debemos cambiar la historia.

La clave para liberarse de sentimientos negativos como el resentimiento se encuentra en aceptar primero tres cosas:

◊   Tener sentimientos difíciles no es el problema. El problema es pensar que no deberíamos sentirlos, lo que nos causa más dolor al sentir nuevos sentimientos difíciles a raíz de los anteriores.

◊   No podemos controlar siempre nuestros sentimientos, pero sí podemos controlar lo que hacemos con ellos. Podemos, por un lado consumirnos en ellos y quedarnos pegados; o podemos aprender de ellos y actuar proactivamente.

◊   Liberarse no es una decisión que se toma a la ligera. Es algo que posiblemente tengamos que hacer repetidamente, pero, cuanto más practiquemos, más fácil se vuelve hacerlo en el momento que sea necesario.

Eso mismo es lo que significa liberarse del resentimiento. No se trata de no volver a sentirnos resentidos nunca más. Se trata de recuperar el poder que nos ha quitado para usarlo en mejorar nuestras relaciones, nuestras vidas y a nosotros mismos.

De modo que así como con la rabia, el resentimiento puede trabajar para nosotros y no en nuestra contra.

ENCONTRANDO EL CENTRO

Es difícil aceptar que algo que sucedió hace mucho tiempo nos sigue afectando. Significaría que somos débiles, incapaces o vulnerables. Pero eso no es cierto, más bien es un alto grado de valentía admitir tus sentimientos.

Cuando algo es doloroso, optamos por lo más fácil, que es negarlo, lamentablemente es solo un alivio pasajero. Cuando crees y dices que no estas resentido o que ya olvidaste todo el daño que alguien te hizo, es como poner una banda sobre una herida abierta. Negando tu resentimiento vas a conseguir muy poco a cambio, y cada vez te sentirás más atrapado.

El resentimiento es un monstruo que está destruyendo tu presente con las cadenas del pasado, y lo peor que puedes hacer es negar lo que estás sintiendo.

La psicología humana funciona en base a dos principios que son evitar el dolor y atraer el placer. Seguro muchas veces has oído frases como "no, no estoy molesta", "no me incomoda que salgas con tus amigas", y sabemos que lo que dicen no es acorde a como se sientan. Sabemos que no es cierto lo que dicen.

Comienza por reconocer cómo te sientes de verdad, acepta que hay un problema, que hay sentimientos de ira, frustración y enojo que aún no has superado. No te preocupes ahora de si tienes o no razón; de si estás en lo correcto o de si otros estarían de acuerdo contigo. Y no te digas que no deberías sentirte de este modo; o que deberías perdonar, olvidar y seguir adelante.

Permítete sentir exactamente y sin vergüenza lo que sientes. Acepta que hay algo ahí entre esos sentimientos que lo queremos cambiar y liberar.

ESCRIBIR PARA SANAR

IDENTIFICA EL ORIGEN DE TU RESENTIMIENTO

Como te expliqué, escribir es muy importante para sanar. Con este ejercicio también vamos a usar esta técnica de escritura.

Haz una lista con las personas que te causaron una emoción negativa, escribiendo el nombre de cada una, qué fue exactamente lo que te hizo y qué sentimientos tienes ahora – recuerda, no lo que deberías sentir, sino lo que sientes.

Por ejemplo:

1. Mi ex novio
   - La situación: A pesar de todo lo que hice por la relación y las veces que lo perdoné, terminó la relación.
   - Mis sentimientos ahora: Me lastima recordar todo lo que di por él y por la relación y no me dio nada de vuelta.

Sé que revivir esos momentos que nos causan resentimiento no es nada agradable ni fácil, tal vez hasta derramaremos lágrimas al recordar. Las lágrimas te dirán que todavía hay algo que no está resuelto y que debemos mediar y resolver; es necesario sacarlo para luego dejarlo ir y poder avanzar en nuestra vida.

TOMA RESPONASIBILIDAD Y PERDONA

A menudo, cuando sentimos resentimiento, es porque estamos en una situación desagradable y sabemos que tenemos que hacer algo que preferiríamos no hacer.

Tal vez alguien te pide repetidamente más de lo que puedes dar, y ya que no quieres decirle "no" para no arriesgarte a sentirte mala gente, te resientes de esa persona por ponerte en esa situación. Pero la realidad es que muchas veces el resentimiento no viene por lo que la otra persona hace, sino por lo que tú permites que pase y no estás de acuerdo.

Fíjate bien en el tipo de conductas o palabras que te causan resentimiento. Luego pregúntate: ¿Esta situación es el resultado de algo que yo he fallado en decir o hacer? ¿Dije si cuando debí decir no? ¿Me quedé callado cuando debí hablar y decir lo que realmente opinaba?

Analiza lo que escribiste sobre la situación y trata de identificar entre lo que sucedió y lo que honestamente querías hacer y no hiciste. ¿Cuál fue tu rol en la situación y qué te previno hacer lo contrario a lo que tú querías hacer en un principio?

Si no logras descubrir qué rol tuviste, e insistes que fue la otra persona la culpable de cómo tú te sientes, te invito a reflexionar con esta pregunta:

¿Esa persona estaba consciente del daño y dolor que te provocó? ¿Eso era lo que quería? ¿De verdad crees que lo hizo a propósito? ¿Lo hizo para hacerte sentir mal y que te quedaras con esa herida por tan largo tiempo?

No lo creo, creo que todos los seres humanos hacemos lo mejor que podemos. Claro, hay excepciones a la regla. Así que piensa bien pero no te dejes llevar de tus sentimientos de resentimiento por lo que fue la realidad y no tu percepción.

¿Vale la pena que te amargues y sufras por una situación que pasó hace tanto tiempo? Sinceramente creo que no. Una persona que disfrutó verte sufrir o lo hizo con esa intención, no merece tu atención en lo más mínimo. NO MERECE TANTO PODER.

Ahora en base a lo anterior, Si tú crees que no quiso hacerte daño, con mayor razón perdónala, pero no te regañes o critiques por la forma en que respondiste o por haber tenido resentimiento este tiempo. No puedes cambiar el pasado, pero sí puedes aprender de él y vivir tu vida en paz.

Respira hondo y di en voz alta el nombre de esa persona acompañado de un "[NOMBRE] YO TE PERDONO POR TODO Y DEJO IR MI RESENTIMIENTO HACIA TI"

CONTROLA LO QUE ESTÁ EN TU CONTROL... NADA MAS

Posiblemente digas que no es necesario que hagas eso ya que tú has sido la víctima. Sin embargo se trata de perdonarte por todo el daño que tú mismo te has hecho; por haber estado enojado contigo mismo de forma injusta; por esos años de vivir resentido y en dolor que te han quitado años de vida.

Te doy una realidad muy personal, aunque más que personal, es una realidad universal:

La vida es generalmente injusta

Mira a tu alrededor, por ejemplo, piensa sobre los gobernantes de tu país. ¿Acaso es justo que estén en ese lugar? ¿Es justo el salario que ganas al mes cuando hay tanta gente con hambre? ¿Es justo?

Tu compañero de trabajo, quien tú dices que no hace nada, se roba el trabajo de otros y es el que se gana el ascenso. ¿Es justo?

Vivimos en un mundo lleno de injusticias. Simplemente acéptalo, esta realidad injusta no la puedes evitar ni cambiar. Sin embargo, la forma como reaccionas ante este mundo y sus injusticias; eso sí es responsabilidad tuya.

CREA UN NUEVO ACUERDO

Podemos vivir día a día quejándonos por las injusticias de la vida, podemos ver el vaso medio vacío y ver como día a día nos estamos enfocando en el trabajo que tenemos, así no nos guste. No pensamos en nuestros sueños y el futuro que queremos tener por dejar que la vida nos controle, y no al contrario, controlar nuestra vida y escoger a dónde y cómo queremos llegar y cumplir nuestros sueños.

Todos tenemos sueños, personales, laborales, familiares etc… Algunos los tenemos más presentes que otros. ¿Cómo te ves en cinco o diez años, que quisieras ser o tener? ¿Cómo imaginas tu vida para ti y los tuyos? estoy segura que tienes metas o sueños que todavía no se han cumplido y que te gustaría que sí llegaras a ellos.

Pero la pregunta más importante es: ¿Qué estás haciendo ahora para conseguir todo lo que te propones? La gente más exitosa crea objetivos, crea planes y crea metas para llegar a ellas.

Los sueños son como un edificio. Está en el penthouse y tú estás en el primer piso. Puedes ver hacia arriba y decir: "Eso está muy alto, nunca llegaré". Lo puedes ver y decir: Si solo tuviera más plata para comprar la llave que abre la puerta, podría llegar ahí arriba. O podrías decir: ¿Y qué pensará la gente? Es una locura querer llegar ahí arriba. Mejor sigo el camino que conozco.

Pero qué tal si yo te dijera, que tú sí puedes llegar al penthouse. Puede que la gente te diga que estás loco por querer eso, pero es que ese sueño no es de ellos. No es para que ellos lo vivan, lo entiendan o lo experimenten. Es tu sueño y solo tú debes decidir si quieres subir o no.

¿Y cómo llegamos hasta allá arriba si tenemos mucho que hacer en casa y en el trabajo? Las responsabilidades están ahí y hay que mantenerlas. Qué tal si te digo, vamos a hacer un plan. Queremos llegar arriba, debemos encontrar la forma para subir. ¿Qué tal si creamos unas escaleras? Todos los días, podemos poner un escalón. Eventualmente llegaremos.

Te invito a que pienses qué sueños tienes, y a no abandonarlos. Tú puedes llegar a donde quieres, solo debes organizarte, planificar y crear un plan; unas escaleras y un escalón para hacer que el día a día te lleve más cerca de tu penthouse.

Así serás el arquitecto y constructor de tu propio destino, hazlo con alegría, entusiasmo y trabajo duro.

Al final cosecharás lo que sembraste y la vida te sonreirá.

La vida es como una montaña rusa, puedes estar en lo más alto y ser feliz, y hay veces que estarás abajo y sufrirás. Es justamente en los momentos difíciles cuando conoces tu fuerza y tu poder para vencer cualquier obstáculo.

Te invito a ser fuerte y tomar acción inmediata para eliminar ese resentimiento, es un peso que solo tú estás cargando, y es un peso que no necesitas tener. Sigue los pasos que te he explicado y verás que podrás eliminar el resentimiento de tu vida. Confió que lo harás.

"La expectativa es la madre
de todas las frustraciones".
- Antonio Banderas

LA FRUSTRACIÓN

LA FRUSTRACIÓN LLEGA CUANDO NUESTRAS EXPECTATIVAS NOS DECEPCIONAN

Es agotador cuando vemos que nada parece funcionar. Provoca enfurecerse cuando haces lo mejor que puedes, y sin embargo, a pesar de lo mucho que lo has intentado, los resultados no han sido lo que esperabas.

¿Alguna vez has leído un libro sobre crecimiento personal que te ha dado una cantidad de guías y cosas que debes cambiar para ser mejor? Yo sí, muchos.

Termino el libro, y tengo toda la energía y las ganas de cambiar todos esos malos hábitos de vida que me han prevenido ser feliz. A los 4-5 días me doy cuenta que estoy cayendo en mis viejos hábitos. Me da tristeza y un sentimiento de decepción conmigo misma por caer nuevamente en los viejos hábitos. Me da frustración el reconocer que una vez más, con un libro más que he leído, no he podido cambiar. (Con solo leer y no intentar cambios en mi vida no van a cambiar las cosas).

Cuando sientes que otras personas y/o situaciones son lo que obstaculizan tu camino. Tú podrías hacerlo todo. Si las cosas cambiaran, la gente cambiaría y así el mundo cambiaría. Pero es tremendamente frustrante no poder controlar todo.

La frustración no es más que esa voz en tu cabeza repitiendo una y otra vez que has fracasado en tu intento por lograr algo. Se siente como estar estancado, débil y fuera de control.

En este punto, la mayoría de nosotros elige una de dos opciones: o bien empujamos con toda la fuerza hacia adelante, contra todo obstáculo aunque no se mueva de su sitio, lo cual nos deja sintiéndonos indefensos; o bien concluimos que simplemente no vale la pena intentarlo y no hacemos nada, lo cual también nos deja un sentimiento indefenso.

He aprendido que hay otra manera de manejar la frustración. En vez de no reaccionar ante la frustración y tirar la toalla en nuestros proyectos, podemos responder a la frustración sabiamente y proactivamente.

Podemos aprender de ella, movernos a través de ella y dejarla ir.

APRENDIENDO A DEJAR IR LA FRUSTRACIÓN

Entiendo que cuando estas frustrado parece que nada en el mundo puede ayudarte. Pero vamos a cambiar como pensamos, y así todo puede cambiar.

Así como en las secciones previas, liberarse de una emoción difícil como es la frustración no se trata de no volver a sentirnos frustrados nunca más. ¡Eso es imposible! Somos humanos y va a pasar porque es un sentimiento que tenemos dentro. La clave es saber identificar lo que estamos sintiendo, poder movernos a través de ella con facilidad y no estancarnos en ella.

Es importante recordar que la frustración en sí es un sentimiento transitorio, un estado de incertidumbre que no nos define como personas. Debemos comprender que pasar por una situación frustrante no significa que fracasamos, y que crear una tolerancia a la frustración es un aprendizaje continuo.

Dejar ir la frustración se trata de recuperar el poder que este sentimiento nos ha quitado para usarlo en mejorar nuestras relaciones, nuestras vidas y a nosotros mismos. De modo que la frustración también puede trabajar para nosotros y no en nuestra contra.

Nos frustramos por las siguientes razones:

◊ Tenemos una percepción distorsionada de la situación, y tendemos a ver solo la parte negativa de lo que nos sucede.

◊ Tenemos la personalidad de alguien controlador. Alguien que quiere tener el control de todo lo que nos pasa en la vida, de cada evento y situación. Descubrir la incapacidad de mantener este control se refleja en un sentimiento de decepción.

◊ Los pensamientos negativos y la ansiedad al sentir la incapacidad de manejar los proyectos y obstáculos que nos da la vida.

Lo que los psicólogos dicen es que las personas que aprenden a tolerar y controlar el sentimiento de frustración viven con menos estrés en su vida. Son capaces de ver oportunidades en cualquier momento y situación por más mala que estas sean.

Estas personas que logran tener una perspectiva positiva en sus vidas, tienen la mente tranquila y despejada. Esto les da la oportunidad de buscar soluciones y opciones adecuadas para cada situación.

ENCONTRANDO EL CENTRO

Esta técnica que te voy a compartir a continuación es una adaptación de técnicas de neurociencia reprogramativas. No puedes dominar tu ambiente si primero no te dominas a ti mismo, y para ello, el autoconocimiento es esencial para nuestro crecimiento.

VISUALIZA TU ÉXITO

Tenemos que ver mucho más allá de la situación en la que estamos y que nos está causando frustración. Debemos alejarnos de este sentimiento que muchas veces viene con un sentimiento de ser la víctima. "No me frustraría si fulanito hiciera X, si sultanito no hiciera Y"

Aléjate de sentirte como la víctima. Nadie te hace sentir de ninguna manera. El poder que tú les des sobre tus propias emociones es lo que te hace sentir frustrado. No le des poder de controlarte a la situación o a la persona. Tú debes ser más fuerte.

Tampoco esperes que la gente te rescate de tus sentimientos. Si te sientes cabizbajo y frustrado, no esperes que la gente te anime y lo haga por ti. Tú estás encargado de ti, nadie más.

Te preguntarás cómo hacer esto. Como no dejarse afectar. Para esto, debemos elevar nuestra energía a una a una vibra en un nivel positivo. Lo podemos hacer usando frases positivas y de afirmación.

Lo sé, suena algo muy simple para un sentimiento tan complejo. Pero muchas veces los problemas más complejos se solucionan con las cosas más simples.

¿Por qué crees que las frases son tan famosas? ¿Por qué crees que hay cientos de cuentas en las redes sociales con miles y millones de seguidores que quieren leer y recibir estas frases a diario?

Porque funcionan, porque son mágicas, y leerlas nos da un sentido de calma y de estabilidad en este mundo. Porque nos da motivación y fuerza para enfrentar todo lo que estamos viviendo.

Porque las frases y afirmaciones elevan nuestra energía y nos ponen en un plano más positivo. Entonces, si funcionan, debemos usarlas, debemos escoger esas que nos hablan a nuestro espíritu, a lo más profundo de nosotros, y nos ayudan.

Cómo te sientes es tu responsabilidad, y tu labor es elevarte a una vibra positiva. No dependas de nadie. Hay ciertas cosas que debes hacer por ti y para ti y nadie podrá hacer el trabajo por ti.

Sentirse frustrado es inevitable, lo que hagas con ese sentimiento es tu responsabilidad. Tú decides si nadas por su rio, si te dejas consumir por él o si sabes nadar hacia la orilla y sales de él.

ESCRIBIR PARA SANAR

TIENES DERECHO A EQUIVOCARTE

Muchas veces la frustración llega por tener la expectativa de que ser perfectos. De vivir en un mundo de perfección y de control, pero a menos que seas una máquina o súper computadora, vas a cometer errores. Vas a reaccionar con ira, con frustración y con otras emociones que no son ideales, pero son reales.

Debes darte la compasión para entender que tienes derecho a equivocarte, a tomar decisiones y asumir sus riesgos. Cometer errores es parte de ser humano, a todos nos pasa y todos aprendemos a manejar nuestras reacciones a las situaciones y desafíos que nos da la vida.

Claro, siempre tienes que tratar de hacer lo mejor que puedas, debes tomar decisiones y asumir riesgos basados en indicios inteligentes y hacerlo de forma responsable. Es siempre tratar de actuar desde un punto de amor y compasión.

El cerebro humano está programado para aprender de muchas formas, una de ellas es mediante ensayo y error.

El error y el fracaso es parte del proceso de aprendizaje, y te hace lo que eres.

Somos seres humanos, no seres celestiales perfectos. Tú no eres un ser perfecto y no tienes por qué serlo.

El mejor cocinero del mundo ha arruinado varios platos antes de hacerlo bien y lo mismo con el mejor músico o bailarín. Así que relájate y sal a conquistar al mundo.

La frustración que sientes te la has impuesto tú mismo, eres tú quien ha decidido estar así, por lo tanto ten la fuerza suficiente para levantarte y seguir.

BUSCA DONDE EMPIEZA LA RAÍZ

Una manera efectiva de eliminar la frustración es analizar situaciones donde te has sentido frustrado, y tratar de encontrar la causa de la frustración y qué podemos aprender.

Hay una historia sobre Thomas Alva Edison, quien en el año 1879, inventó la primera bombilla eléctrica luego de más de mil intentos.

Un reportero le dijo: "Usted ha tenido más de mil fracasos", a lo que el genial Thomas Alva Edison respondió: "Ahora conozco más de mil formas de cómo no hacer una bombilla".

¿Por qué te cuento esto? Porque hay dos formas de ver la vida. Puedes enfocarte en los eventos de tu vida como fracasos y frustraciones, o los puedes ver como una oportunidad de aprendizaje. Cada cosa que has hecho y cada situación que has vivido es un escalón para llegar a donde quieres llegar.

Cuando te sientas frustrado, siéntate a escribir.

◊　　Cuál fue la situación que te llevó a sentirte así.

◊　　Por qué te sientes de esa manera, que hay detrás de ese sentimiento ¿Miedo?

◊　　A quién le estás dando el control de tus sentimientos

◊　　Qué podrías hacer para recuperar tu control

◊　　Qué podrías cambiar la próxima vez

Si te das cuenta de tus reacciones ante las diferentes situaciones que te da la vida, y te propones corregirlas, ésta sería la mejor medicina para la frustración, ya que no te verás como un fracasado sino como alguien valiente que aprende de sus errores para mejorar y seguir adelante.

Es analizar y cambiar la perspectiva de ver las cosas, y así mantener la motivación de seguir adelante, crear nuevos proyectos que nos llevarán a realizar nuestros sueños. Es tener el control de nuestros sentimientos. Qué es nuestra responsabilidad, cómo nos sentimos y nos damos cuenta que si tenemos el control sobre ellos.

ANALIZAR NO ES REVIVIR EL PASADO

Una de las peores cosas que agrava la frustración es pensar en situaciones pasadas y no enfocarse en analizarlas para mejorar a un futuro, si no lamentar todo lo malo que sucedió y los errores que se cometieron. Tratando de soñar con cambiar el pasado o soñar con lo maravilloso que sería todo si las circunstancias fueran diferentes.

Muchos de quienes viven solo soñando hacen planes para cambiar, pero allí lo dejan, nunca los llevan la práctica. Así pasa el tiempo y nada cambia, luego se resignan o les causa frustración el saber que siguen reaccionando de la misma manera y no han crecido como personas, pero tampoco han tratado de implementar cambios ni reaccionar diferente.

No seas uno más de los que planifica pero no hace nada, el mundo está hecho de quienes hacen, no de quienes dejan todo en planes e intenciones. Si quieres crecer, debes cambiar, no solo planear.

CREA UN NUEVO ACUERDO

Analizando patrones y descubriendo situaciones que te causan sentir frustración, puedes atacar ese sentimiento antes de que llegue, o cuando llegue, no dejar que te consuma.

Tal vez has escuchado la siguiente frase, la dijo Albert Einstein:

"Locura es hacer la misma cosa una y otra vez esperando resultados diferentes".

¿Por qué seguir haciendo lo mismo, verdad? Esto tiene que ver con dejar de lado tus rígidas convicciones o creencias y ser más flexible. ¿Si ya sabes a que situaciones reaccionas con frustración, por qué no hacer cambios para mejorar?

Los grandes cambios en la humanidad se han dado por personas que se han atrevido a pensar e intentar cosas diferentes a pesar de lo que los otros dicen. Es vibrar en positivo y no dejar afectarse por otros.

Cristóbal Colon desafío las creencias de su tiempo diciendo que la tierra no era plana, y lo mismo Galileo Galilei quien afirmó que la tierra no era el centro del sol.

Seguro sintieron mucha frustración al darse cuenta que nadie les creía. Al tratar de hacerle entender a otros su punto de vista. Al no poder controlar como otros veían al mundo.

Piensa como ellos, quienes decidieron controlar que poder les daba a otros y decidieron vibrar en positivo y buscar como ellos podían seguir su sueño y ser mejores. Ellos, quienes desafiaron las creencias y buscaron alternativas. Abre nuevos caminos y explora.

Hay un balance en seguir nuestro sueño y desafiar al mundo, y otro en no escuchar las experiencias de otros y aprender sobre ellas para nosotros ser mejores.

Una frase que me encanta es la del genial capital Jack Sparrow en la película Piratas del caribe, él dice: "El problema no es el problema, el problema es tu actitud hacia el problema".

Así que recuerda, la frustración puede ser activada por el problema, pero la forma de dejarla ir es cambiando tu actitud hacia ella.

Pero la conclusión más importante de todas es tomar acción, la frustración que sientes es causada por el sentimiento de impotencia al no haber tenido éxito en algo.

Pero si lo miras como un intento fallido que te ha dejado experiencia y más probabilidades de éxito en una próxima vez, entonces tendrás la actitud necesaria para lograr todo lo que te propones.

Y a nivel psicológico habrás eliminado la frustración reemplazándola por el gran deseo de aprovechar una nueva oportunidad, a la cual llegarás con más experiencia.

"La ansiedad con miedo y el miedo con ansiedad contribuyen a robarle al ser humano sus cualidades más esenciales. Una de ellas es la reflexión".

- Konrad Lorenz

LA ANSIEDAD

LA ANSIEDAD SE MANIFIESTA EN TEMOR Y
ANGUSTIA, Y AUNQUE ALGUNAS VECES ES
SALUDABLE EN OTRAS NOS CONSUME

Todo el mundo se pone nervioso o ansioso de vez en cuando, al hablar en público, por ejemplo, o cuando se pasa por dificultades financieras. Pero para algunas personas, sin embargo, la ansiedad se vuelve tan frecuente o tan contundente, que comienza a hacerse cargo de sus vida como es en mi caso.

La ansiedad se origina por uno o varios pensamientos negativos que generan un miedo intenso que produce ansiedad, y ésta se puede manifestar con varios síntomas.

Para mí, la ansiedad, mi ansiedad, se siente como una bola de nieve que empieza a crecer y crecer y va rodando como por unas escaleras de espiral descendente. Cuando me doy cuenta, estoy enterrada en la nieve y me cuesta salir de ella y estoy 10 metros dentro de la tierra en un lugar oscuro y frio.

APRENDIENDO A DEJAR IR LA ANSIEDAD

Para muchas personas la ansiedad viene acompañada de ataques de pánico. En mi caso, gracias a Dios no llega a ese punto, pero es muy común en otras personas.

Hay gente que siente como si su respiración y sus latidos del corazón se aceleraran mientras el temor va creciendo, y los pensamientos negativos se hacen cada vez más intensos.

SINTOMAS FÍSICOS DE LA ANSIEDAD

Taquicardia: se aceleran los latidos de tu corazón y crees que tu corazón se te va a salir o que te pueda dar un ataque cardiaco.

Presión de tu pecho: Sientes que te falta el aire, que te están haciendo presión en tu pecho o hasta como si te estuvieran ahorcando, reduciendo el aire que inhalas.

Respiración acelerada: En algunos casos la respiración se vuelve muy rápida y puedes llegar a sentirte mareado y con ganas de vomitar.

Confusión mental: Puedes sentir como si estuvieras viviendo una experiencia surrealista donde tú te has salido de tu cuerpo y otra persona entra en él.

Pensamientos obsesivos: Empiezas a tener pensamientos obsesivos negativos y de preocupación.

Sueño: Puedes tener insomnio y sobresaltos nocturnos

Antes de instruirte en lo que debes hacer para dejar ir la ansiedad, primero debo mostrarte lo que no debes hacer, pues serían graves errores que solo aumentarían tu nivel de ansiedad.

NO TE FORCES A IGNORAR LO QUE ESTÁS PENSANDO O SINTIENDO

Cuando tienes ansiedad, te da miedo. El miedo te crea más ansiedad, luego la ansiedad aumenta el miedo... y así, sin darte cuenta, entras en un círculo vicioso en el que podrías pasar años.

Sin embargo, lo peor que puedes hacer es decirte a ti mismo: "Voy a olvidarme de esta situación que me está causando daño y ansiedad". Porque lo cierto es que mientras más lo intentas, más lo recuerdas ya que estás poniendo toda tu atención en él, y debido a eso lo tienes más presente.

Es como si alguien te dijera: "para estar relajado, no pienses en el elefante blanco", y mientras más intentas olvidar al elefante blanco, más lo recuerdas. Lo mismo sucede con esos pensamientos obsesivos que no te dejan en paz.

Ahora prepárate porque te voy a revelar los pasos exactos para dejar ir la ansiedad que tanto afecta tu vida y de los que más quieres.

LA CLAVE ESTA EN LA RESPIRACIÓN

¿Recuerdas cuando te mencioné que las respuestas a los problemas más complejos a veces están en las cosas más sencillas? Bueno, aquí otra respuesta sencilla para un problema complejo. Suena sencillo, y con el tiempo así se sentirá. Solo debes ponerlo en práctica para que se te haga más fácil.

La respiración profunda es la clave de la relajación. No es casualidad que todos los métodos de relajación tradicionales (yoga, meditación, hipnosis) pongan énfasis en la respiración.

En el momento que comenzamos a hacer lo ejercicios de respiración, estamos dedicando tiempo para hacer una pausa en nuestra vida y centrarnos otra vez. Alinear nuestro cuerpo y mente en un estado de bienestar y calma. Los ejercicios de respiración profunda son una herramienta eficaz de autocontrol, y de por sí nos ayuda a regresar al presente, a la realidad, y no dejarnos llevar por el miedo y las suposiciones de negatividad hacia el futuro de los "qué pasaría si". Esta es una técnica que sirve para darnos cuenta de la necesidad de controlar la mente y el cuerpo.

TOMA EL CONTROL

Cuanto tengas ataques de ansiedad, debes dejar de hacer lo que estás haciendo. Tienes que alejarte de la situación y lugar. Con calma, retírate de donde estés y ve a un lugar tranquilo, recuéstate sobre el piso o sino sobre algún sofá, y realiza el siguiente ejercicio de respiración.

Muchas veces sentimos que no podemos respirar o que nuestro corazón está latiendo muy rápido. El primer paso, el paso más importante, es en el que mucha gente falla en hacer ejercicios de respiración porque olvidan la importancia de exhalar. En estos ejercicios, no solo es importante el inhalar. El exhalar es aún más importante ya que nos dará la oportunidad de desocupar los pulmones y poder tener respiraciones profundas, llenar nuestros pulmones de oxígeno y calmar nuestro sistema nervioso.

- Exhala y saca todo el aire que tienes atrapado en tus pulmones.

- Inhala por seis segundos (que el aire llegue a la parte baja de tu abdomen)

- Retén la respiración por 12 segundos

- Exhala por 12 segundos

- Mientras realizas este ejercicio imagina que estás en una hermosa playa de arena blanca sobre la cual caminas, sientes una brisa suave sobre tu rostro y te acompaña el sonido de las olas del mar. suaves y con separación de unos segundos entre ola y ola.

Si puedes controlar tu respiración, puedes calmar tu mente y así tomar el control y alinear tu cuerpo y mente.

ENCONTRANDO EL CENTRO

La respiración controla los síntomas de la ansiedad cuando está ocurriendo, más no controla el por qué estos síntomas se han activado. Si eres como yo, una persona sensible a las emociones difíciles, muchas veces estas llegan a tomar control sobre ti, es importante estar atentos al ambiente que nos rodea y hacer cambios para nuestra salud mental si es necesario.

La ansiedad y todos esos síntomas se originan en tu mente y luego pasa a lo fisiológico por ello la solución no es tomar algún ansiolítico o calmante de la farmacia.

DUERME BIEN

La falta de sueño, igual que cuando tenemos hambre, nos altera el estado de ánimo. Es importante que cuides de tu cuerpo y le des lo necesario para mantener estabilidad. Se ha demostrado que los niveles de estrés aumentan cuando tienes problemas de sueño como insomnio o duermes muy poco, lo ideal serian unas 7 horas como mínimo.

No uses el celular ni veas televisión justo antes de dormir, la luz emitida por estos aparatos le indican al cerebro que aún necesita estar activo incluso hasta una hora después de haberlos apagado.

Lo mejor que puedes hacer para conciliar el sueño es poner alguna melodía relajante con sonidos de la naturaleza, el agua, y el viento. Escúchala a un volumen bajo y visualiza que te estás dejando llevar por el sonido, en su ritmo de calma y serenidad.

El dormir bien reestablece los niveles normales de serotonina, también llamada la hormona de la felicidad, esta hormona relaja los músculos y te da una sensación de alegría y bienestar.

HAZ EJERCICIO

Yo soy la primera en ponerle mala actitud a salir a caminar, ir al gimnasio o a una clase de zumba. Pero me he puesto la tarea como terapia de hacer un poco de ejercicio. Y aunque me cuesta trabajo cambiarme y llegar hasta el gimnasio, he podido sentir los beneficios de hacer ejercicios. Una cosa es que te digan las cosas y otra es sentirlo.

Este libro te puede decir muchas cosas, pero hasta que no lo intentes, no sabrás lo que se siente. Y como a mí, nadie se puede forzar a hacerlo, es una decisión interna que hay que hacer. Me tomo 3 años… pero por fin lo logré.

El ejercicio tiene un efecto desintoxicante y depurador, además aumenta el nivel de oxigeno de tu sangre y eso favorece al cerebro ya que tendrá más lucidez. El ejercicio como el sueño reestablece los niveles normales de serotonina, que como te comenté, es la hormona de la felicidad.

Si estás frente a tu escritorio o computadora, te sientes irritado y ansioso, haz una pausa, sal a caminar un poco, contempla un poco la naturaleza, mira, siente un árbol, escucha el sonido que hace el viento al pasar pos sus hojas, escucha el canto de las aves, todo esto aumentará tu sensibilidad y te hará bien.

Si tienes alguna rutina de ejercicios, genial, pero ten presente que no debes abusar de hacer ejercicios ya que hacerlo por horas hasta quedar exhausto hará que pierdas mucha energía y nutrientes que son necesarios para tus actividades diarias.

Hacer ejercicio no es solo bueno para nuestra salud física, sino también para nuestra salud mental.

ESCRIBIR PARA SANAR

El problema principal está en ti. Tus miedos e inseguridades. La solución es atacar la raíz donde se genera la ansiedad. Para mejorar tu confianza propia y vencer tus temores que causan ansiedad puedes intentar realizar este ejercicio

1. En un papel escribe algo que quisieras mejorar ese día,

    - Por ejemplo, si tienes que hacer una presentación sobre un tema complicado en unos días, escribe algo como: "voy a hacer una excelente presentación".

2. Ese papel dóblalo y llévalo contigo en el bolsillo de tu camisa o pantalón. El efecto psicológico será increíble, créeme.

    - Las palabras tienen más poder cuando son habladas o escritas vs. al tenerlas solamente en la mente. Estas palabras tienen un enorme poder. Hablaremos más sobre este tema en el próximo capitulo:"Cómo dejar la auto-critica".

Si tienes ansiedad por alguna presentación que debes hacer en el trabajo, escribe algo como: "Me voy a demostrar a mí mismo que soy capaz y demostraré seguridad mientras presento".

Escribe en un papel lo que quieras que pase, llévalo contigo y deja que su poder vaya contigo. Tu mente se sentirá con la confianza suficiente para superar los miedos.

La ansiedad puede ser perfectamente controlada, no con medicamentos que solo alivian los síntomas, sino controlada desde adentro. Busca dentro de ti qué ejercicios puedes hacer y que te ayuden a controlar tu ansiedad. Cambia tu actitud y enfrenta tus miedos, sé valiente y entiende que tú tienes todas las herramientas dentro de ti para ser mejor cada día.

"Nuestro auto-juicio es la mayor barrera para nuestra amistad... con nosotros mismos".

- Tsúnyöta Köhe't's

EL AUTO-JUICIO

LA CRÍTICA NO ES POSITIVA DESDE NUNGÚN PUNTO DE VISTA. EL AUTO-JUICIO ES MUY DAÑINO PARA EL CRECIMIENTO PERSONAL

¿Crees en las características de una persona en base a su signo zodiacal? Yo soy Virgo, y los virgos tienden a tener una personalidad perfeccionista. No sé si es porque yo sea virgo, pero me considero una persona muy controladora y muy perfeccionista.

Mis jefes siempre estuvieron orgullosos de esa cualidad. Claro, para el trabajo es una gran virtud tenerla. Asegurar que nada tenga errores, exigirle al equipo que dé lo mejor de sí, y prevenir la mayor cantidad de errores en un lanzamiento de productos.

Pero en lo personal, siempre lo he visto como un defecto, o algo no tan positivo como mis jefes lo ven. Exijo mucho de mí misma, no permito el error. Me gusta mucho la pintura, y si sabes algo de pintura, la perfección no es una cualidad para el arte. El arte es desordenado, liberador y espontaneo, cualidades que no van mucho de la mano con el perfeccionismo y el control.

Todos los días criticamos, pero vivimos en un mundo imperfecto con personas llenas de errores, y cuando algo no cumple nuestras expectativas, soltamos esas críticas tratando de desahogar nuestro enojo.

Sin embargo, ¿Qué pasa cuando esas críticas te las haces a ti mismo? Tal vez eres de los que se dicen: ¡Soy un imbécil! ¡No sirvo para esto, nada me sale bien! Y precisamente ese es el problema, ¿Crees que decirte a ti mismo que eres un inútil te ayudará a mejorar?

Los seres humanos tenemos la necesidad de encontrarle una explicación a todo, y cuando algo sale mal, la crítica a los demás y la autocrítica es una forma de explicar la causa de lo sucedido.

Muchos de nosotros nos juzgamos por nuestros defectos y errores, pero· no nos damos cuenta de que también nos juzgamos a nosotros mismos por tener sentimientos. Es como si nosotros creemos que está mal sentir otra cosa que no parece positivo.

Así que nos decimos a nosotros mismos que estamos estropeando, o en su defecto, que hay algo malo en nosotros. Entonces, en lugar de tratar con el problema real, tenemos aún más depresión, culpa y vergüenza.

La autocrítica está en nuestros genes y es algo que permanentemente estará presente. Pero no te desanimes, porque lo usaremos a nuestra conveniencia para así analizar situaciones, reacciones y crecer como personas.

APRENDIENDO A DEJAR IR EL AUTO-JUICIO

Imagina que entras a un café y ves que un grupo de chicas voltean a mirarte, luego se miran las unas a las otras y se ríen.

En tu mente hay esta explicación: "Seguro al entrar les parecí un(a) tonto, es por eso que se rieron de mí".

Luego vas a la barra, pides un café, y mientras esperas en tu mente llueven autocríticas altamente destructivas como: "siempre me pasa lo mismo", "odio ser así", etc.

Ahora imagina la misma situación pero con alguien que tiene más confianza en sí mismo, el cual se dará esta explicación ante la misma situación: "Posiblemente les parecí atractivo y se lo comentó a su amiga, más tarde paso a presentarme".

Y la verdad es que las chicas estaban conversado sobre un tema interesantísimo y divertido mientras esperaban a alguien más, hasta que de pronto alguien entra y "aparece en su radar", luego se dan cuenta que no es quien esperaban y retoman su divertida conversación.

Los cinco sentido que tenemos son muy limitados para percibir la realidad exacta. Mientras que para el primer sujeto, las chicas se estaban burlando de él, para el segundo que vio exactamente lo mismo, las chicas lo encontraron interesante y hasta atractivo.

La diferencia es que en el primer caso lo que piensa es negativo. Puede ser que su percepción se ha distorsionado por las experiencias que ha tenido en su pasado.

Varias veces estuvo en situaciones parecidas. y por similitud, el cerebro cuando ve una situación similar, le trae recuerdos de malas experiencias pasadas acompañadas de algo parecido de lo que sintió en ese momento (ansiedad, preocupación, etc.) con el propósito de protegerlo - alertarlo y evitar pasar una mala experiencia.

Este proceso se llama condicionamiento clásico. Que consiste en responder de una forma determinada a un mismo estímulo.

Pero como has visto, la realidad no tiene nada que ver con lo que creyó ver, y eso es producto de su pasado y las malas experiencias.

Muchas de las cosas que hacemos y nos hacen sentir mal, tienen que ver con experiencias negativas en el pasado, lo cual te hace auto-criticarte de forma muy dura.

Si has estado luchando juzgándote a ti mismo de alguna manera, lo más probable es que algo más sea el verdadero causante de esta crítica y no el problema en mano.

Las probabilidades son que haya conocido a otras personas que han cometido el mismo error o uno similar, y que no los has juzgado tan fuerte como te juzgas a ti por el mismo error. Si te juzgas a ti mismo con más dureza de lo que los juzgarías a ellos, es porque estás llevando el peso añadido de tus creencias, suposiciones y conclusiones.

Las situaciones que han pasado, eso son hechos, pero tus sentimientos sobre esas situaciones se basan en las conclusiones que has formado alrededor de los hechos.

Ahora prepárate porque te voy a revelar los pasos exactos para romper con el pasado y las cadenas del auto-juicio, y así vivir el presente y proyectarte al futuro de forma positiva.

ENCONTRANDO EL CENTRO

CREA UN PLAN DE AUTOANÁLISIS

Al querer hacer notar algo negativo (y proponerte a cambiarlo), en vez de fundamentar una crítica en forma de ataque, es mejor verlo como una oportunidad de crecimiento.

También es bueno analizar tus pensamientos y sentimientos durante el día. Si empiezas a cambiar poco a poco tu mentalidad y la manera como dialogas con tu ser interior de forma mental, tu vida producirá resultados maravillosos.

Personalmente viví un proceso de transformación una vez me di cuenta que había tanto negativismo en mí. Si eres diferente al resto de las personas, y detectas en ti cuando estás siendo negativo y cuando estás ejerciendo la autocrítica, entonces rápida y fácilmente escalarás tu cima hacia el éxito total.

El primer paso para romper el auto-juicio es darte cuenta de cuáles son tus fortalezas. Es decir, las cosas en las cuales eres bueno, toma nota de ellas en un cuaderno u hoja de papel.

Piensa en cuantas veces te han servido o has tenido éxito a causa de tus fortalezas, y como podrías hacer para potenciarlas y mejorarlas aún más.

También debemos ser realistas y tomar consciencia de nuestras debilidades. Recuerda que no somos perfectos, todos tenemos áreas en nuestra vida donde somos mejores que otros, y también áreas donde otros son mejores que nosotros.

ESCRIBIR PARA SANAR

Escribir accede a una parte del subconsciente donde otras técnicas no pueden. Por eso, vamos a tomar una hoja nueva de papel y vamos a tomar nota de aquellas cosas en las que no somos tan buenos, aquellas cosas que son nuestros puntos débiles.

Toma nota de ellas y piensa en la forma en cómo podrías reducir, eliminar o corregir esos aspectos negativos. ¿Cómo puedes recompensar esa debilidad?

Te doy un ejemplo, las matemáticas no se me facilitan ya que tengo dislexia que se me incrementa cuando tengo ansiedad y nervios. Prefiero escribir y leer, pero en un trabajo que tuve, tenía que hacer presupuestos de trabajo y análisis de costos.

En vez de autocriticarme y decir que era una "bruta" que no sabía matemáticas, formulé un plan. Cuando era hora de hacer este tipo de trabajo decidí que si no tenía distracciones trabajaba sin menos errores. ¿Entonces?

Cuando era hora de hacer presupuestos me ponía audífonos con música relajante, apagaba el celular, el email y cualquier otra distracción. Trabajé con las cartas que la vida me había dado y acepté como era yo. Hice un plan de cómo trabajar con algo que para mí es una "debilidad" y desarrollé un plan para corregirla.

Inténtalo, de ese modo, cada vez que cometas errores, las autocríticas que hagas de ti mismo no serán tan destructivas sino orientadas a un análisis profundo para mejorar constantemente.

USA PALABRAS CON PODER TRANSFORMADOR

Posiblemente creas que es exagerado trasformar algo con solamente palabras, sin embargo, hay un experimento muy interesante que podría contradecirte.

En un experimento llevado a cabo por Masaru Emoto, un doctor graduado en medicina alternativa de origen japonés, implementó una poderosa técnica para transformar elementos solo en base a palabras.

En tres recipientes de vidrio puso un poco de arroz blanco cocido y los cubrió con agua. Luego, cada día durante un mes se ponía frente al primer recipiente de arroz y decía la palabra "gracias", frente al segundo decía "eres un idiota" y el tercero simplemente era ignorado.

Después de un mes, el arroz que había sido agradecido empezó a fermentar desprendiendo un fuerte y agradable aroma, el arroz del segundo recipiente se volvió negro, y el arroz que fue ignorado, empezó a pudrirse.

Si este es el efecto que las palabras le hacen a un arroz en una olla, ¿Qué crees que pasa cuando te hablas a ti mismo de la misma manera? Haz de cuenta que tu alma es una olla de arroz. ¿En cuál de las tres ollas quieres que tu alma se convierta?

Este experimento nos deja una importante lección según el Dr. Emoto, tiene que ver en la forma en que tratamos a la gente, especialmente a los niños. Muchas de las creencias negativas que tenemos vienen de cuando éramos niños. Expresiones de otras personas que nos creímos y ahora nos lo decimos a nosotros mismos.

Debemos cuidar como nos expresamos hacia las otras personas y hacia nosotros mismos y tener mucho cuidado las palabras que escogemos. Decirle a un niño que es un inútil o bruto porque le va mal en la escuela, o porque rego un vaso de agua, es como destruirle el alma.

Ahora reflexiona por un momento en la forma como tratas a los demás cuando te frustras con ellos, cuando cometen errores. ¿Qué palabras les dices? ¿Qué le estás haciendo a su alma?

Y cuando tú cometes errores, ¿Qué palabras te dices a ti mismo cuando te autocriticas? ¿Te das cuenta lo destructivo que pueden ser cosas como "soy un inútil"?

Reflexiona sobre este punto y selecciona mejor las palabras que empleas en la autocrítica, en vez de decir:

"Otra vez es mi culpa, siempre hago las cosas mal"

Mejor usa palabras más positivas como:

"Asumo mi responsabilidad en este error, me equivoqué por X y la próxima vez puedo hacer Y para no cometerlo de nuevo, me esforzaré para corregirlo"

Todo está en tu actitud y deseo de mejorar, asume tus errores de la forma correcta, es decir, analizando sus causas y viendo la forma de corregirlos.

Esa es una manera inteligente de crecer como persona y dejar de lado autocriticas destructivas que solo te llevarán al fracaso.

Confió que desde ahora tendrás una nueva actitud, así que adelante.

ULTIMOS PENSAMIENTOS

Todos tenemos emociones difíciles, cometemos errores y debemos trabajar en hábitos y reacciones para seguir creciendo como personas. Recuerda, todos los conceptos que hemos hablado requieren de un análisis honesto e interno con nosotros mismos.

El crecimiento personal no es tan fácil como ir al doctor y que nos dé una píldora que nos resuelva la vida. El crecimiento personal es mucho más profundo y si no hacemos los ejercicios y nos tomamos el tiempo para hacer los análisis, es muy difícil que crezcamos como seres humanos.

Para crecer se necesita evaluar en donde fallamos y crear un plan y estrategias para ser mejores. Es aprender de nuestro pasado, de nuestras experiencias y descubrir nuevas formas de manejar las situaciones y crear nuevos hábitos saludables.

Por eso, te puedo contar todas las historias; te puedo decir todos los experimentos de psicología y ciencia; te puedo armar todos los planes para que seas mejor, pero la única forma en que todo esto te ayuda es que hagas los ejercicios y el análisis necesario.

Como siempre, todo empieza con una decisión. Y el momento de tomar dicha decisión, es ahora. ¿Estás listo para dejar ir las emociones difíciles?

¿QUIEN ES ALE?

¡Hola! Mi nombre es Alexandra, pero me dicen "Ale" de cariño, y soy la creadora de HappinessYpunto.

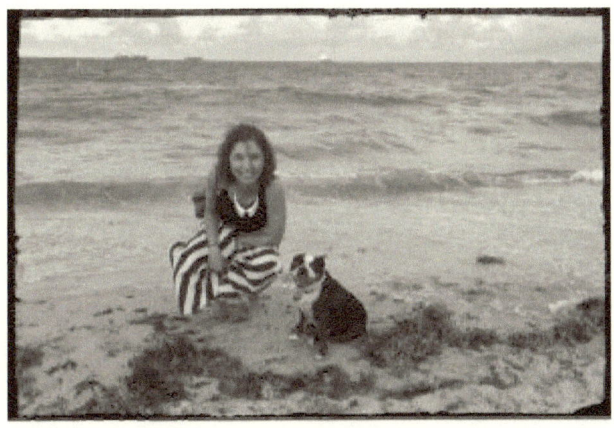

(Aquí estoy con mi perrito Maxi, es un Boston Terrier y mi cómplice y compañero... y ronca como un gordo viejo de 100 años... ¡pero lo amo!)

SOY UNA BUSCADORA DE LA FELICIDAD Y ADICTA AL A DESARROLLO PERSONAL; LA GENTE ME CONOCE COMO CREATIVA, APASIONADA Y ¡FELIZ! PERO AUNQUE NO LO CREAS, NO SIEMPRE FUÉ ASÍ...

Tengo Trastorno Disfórico Premenstrual o PMDD por sus siglas en inglés. Es un desequilibrio hormonal que afecta de 3 a 6 por ciento de las mujeres aproximadamente. Este desequilibrio hormonal hace que los reguladores del estado de ánimo en el cerebro no funcionen correctamente, lo que conduce a la inestabilidad mental, la ira irracional, y la depresión.

A veces el trabajo y las responsabilidades diarias se interponen en el camino de la vida, y llegamos a perder el sentido de la misma y para dónde vamos; perdemos nuestro norte. Un día, nos detenemos y nos damos cuenta de que hemos estado viviendo la vida en piloto automático y ni siquiera nos acordamos de qué es lo que nos hace felices y cómo podemos volver a encontrar un propósito y felicidad. Eso fue lo que me pasó.

Pensé que la felicidad estaba en tener la mayor cantidad de dinero, en ser la jefa, en escalar el mundo corporativo. Pensé que cuando llegara a ser jefa, a tener más dinero, a tener más responsabilidad laboral, sería feliz. Así que armé un plan y me concentré en ejecutarlo. En medio de mi ejecución, rumbo a ser la jefa más jefa .... Me di cuenta que mi definición de la felicidad estaba equivocada. Que al contrario de mi pensamiento, "que entre más arriba, más libertad iba a tener para hacer lo que me gustaba", cada vez tenía menos tiempo para mí, y más trabajo por hacer.

Descubrí que ya no era feliz; yo estaba triste y fue difícil aceptarlo. Difícil porque si lo aceptaba, me iba a hacer la pregunta − ¿Y si no estás feliz ahora? ¿Entonces cuándo? − y no estaba lista para responderla. Decidí seguir en mi trabajo, consumir mis días, noches y fines de semana con trabajo para así no tener la necesidad de enfrentarme con esta pregunta.

En ese momento estaba trabajando en una agencia de publicidad; me la pasaba todo el día, algunas noches, y hasta fines de semana trabajando. Traté de ignorar mi pensamiento y que ya no estaba feliz, pero como no tenía un plan B, seguí ignorando lo que sentía. Sentí que mis días, mi vida, me estaba pasando por encima día tras día.

6

El universo funciona de maneras misteriosas, y el universo me sacudió de repente; yo trabajaba en una agencia de publicidad y la marca con la que estaba trabajando cambió de agencia y tocó decir adiós... de un momento a otro yo estaba sin trabajo.

Antes de que pudiera hacer un nuevo plan, me encontré en casa y sin trabajo. He trabajado desde los 16 años, y no sé qué es la vida sin trabajo. Entonces, en vez de sentarme a llorar, decidí hacer un plan. (¡Me gustan los planes, me siento en control!) Entonces con el soporte de mi esposo, aproveché la oportunidad para embarcar en un viaje, un viaje al interior de mí. Un viaje de descubrimiento.

Quería descubrir realmente lo que era la felicidad para mí. ¿Cuál era mi propósito en la vida? Y cómo podía compartir mis virtudes, mis talentos y mis pasiones con otras personas, y ¡con el mundo entero! Si lograba descubrir lo que me hacía feliz, iba a descubrir mi propósito e iba a poder compartirlo.

Durante mi viaje de auto-descubrimiento, empecé recordando lo que me gustaba hacer en mi infancia. Recuerdo que me siempre me ha gustado el arte, así que saqué las pinturas, hice cuadros, arte, joyería, y manualidades... volví a la vida. Recordé quien era.

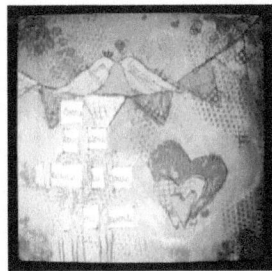 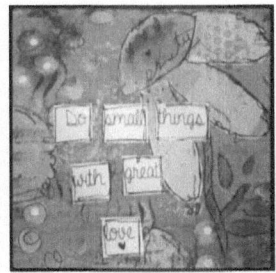 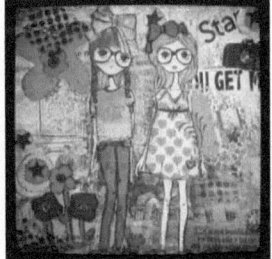

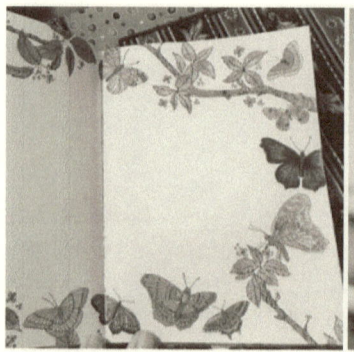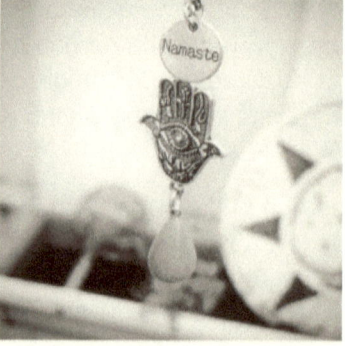

Tanto durante mi vida laboral como en este momento, siempre me gustaron los libros de auto-ayuda y crecimiento personal; me apasiona todo lo relacionado a la búsqueda y creación de la felicidad.

Tal vez, todo comenzó cuando desde pequeña me sentía triste y deprimida a veces sin razón alguna. Por eso me pasaba leyendo libros de ayuda y de felicidad, convirtiéndose esta en una pasión. Me la pasaba haciendo planes para hacer realidad mis sueños y convertirme en una persona más feliz. Quería la fórmula para encontrar la verdadera definición de la felicidad.

HAPPINESSYPUNTO ES UN LUGAR EN EL QUE PUEDO COMPARTIR TODOS MIS CONOCIMIENTOS, MIS APRENDIZAJES, Y MIS EXPERIENCIAS CON OTRAS PERSONAS ACERCA DE LA BÚSQUEDA DE LA FELICIDAD, TENER PAZ INTERIOR, CONTROL DE LA ANSIEDAD Y DE LA DEPRESIÓN.

¿QUIERES MÁS?

Visita el blog en www.HappinessYpunto.com para mas articulos y recursos útiles que te ayudarán a crecer como persona y descubrir tu propio significado de la felicidad y así crear un plan para llegarle y vivir con más alegría en tu vida.

Al suscribirte al blog, recibirás GRATIS el libro digital: 12 Estrategias Para Crear Pensamientos Positivos

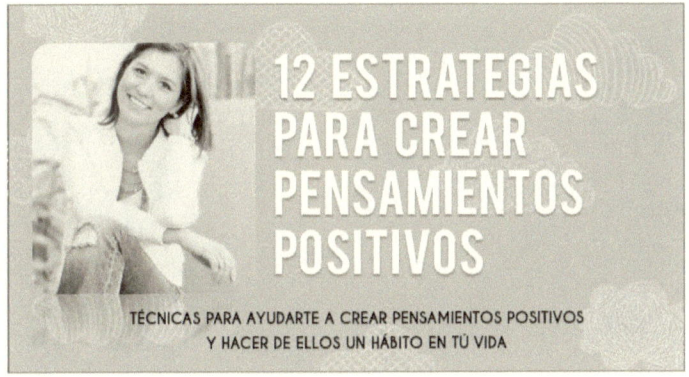

www.ingramcontent.com/pod-product-compliance
Lightning Source LLC
Chambersburg PA
CBHW020351290526
45785CB00005B/2223